天津市科普重点项目

骨科常见疾病的防治与康复系列丛书

骨性关节炎的防治与康复

丛书主编　姜文学

编　　著　范　猛

天津出版传媒集团

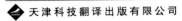

天津科技翻译出版有限公司

图书在版编目（CIP）数据

骨性关节炎的防治与康复／范猛编著. —天津：天津科技翻译出版有限公司，2017.8

（骨科常见疾病的防治与康复系列丛书）

ISBN 978 – 7 – 5433 – 3733 – 6

Ⅰ. ①骨… Ⅱ. ①范… Ⅲ. ①关节炎 – 防治 Ⅳ. ①R684.3

中国版本图书馆 CIP 数据核字（2017）第 190473 号

出　　版：天津科技翻译出版有限公司

出 版 人：刘 庆

地　　址：天津市南开区白堤路 244 号

邮政编码：300192

电　　话：(022)87894896

传　　真：(022)87895650

网　　址：www.tsttpc.com

印　　刷：山东临沂新华印刷物流集团有限责任公司

发　　行：全国新华书店

版本记录：787 × 1092　32 开本　2.25 印张　30 千字

　　　　　2017 年 8 月第 1 版　2017 年 8 月第 1 次印刷

　　　　　定价：18.00 元

前　言

随着社会生活方式的改变和工作节奏的加快及老龄化社会的到来,当今人们的疾病谱也在发生着改变,颈腰痛、骨质疏松、骨性关节炎、股骨头坏死等成为骨科最常见的四大类疾病,而且呈年轻化趋势。平日各大医院骨科门诊人满为患,医疗任务重,常常每位医生一上午看三四十名患者, 因而不能向每名患者详细讲解疾病知识和预防常识。广大患者渴求健康知识而难以从正确的途径获取,故而健康知识供需严重失衡。

某些患者由于缺乏疾病常识,或是存在侥幸心理,不愿意去正规医院诊治,而相信所谓"偏方",进行"贴膏药"及"按摩复位"等治疗,不仅没有效果,反而加重或延误了病情。每当看到浪费很多时间和金钱盲目治疗的患者时,作为骨科专业医生,我们感到非常痛心和惋惜,同时有着强烈的愿望想告诉他们正确的方法, 帮助他们早日摆脱疾病带来的痛苦。

所以,我和我的同事们编写了这些广大患者(特别是中老年患者) 急需的关于骨科常见病、多发病的科普书籍,以加深患者对这些骨科常见病的认识,从而少走就医弯路,并通过科学的治疗,早日获得康复。进而能通过对疾病的合理预防,达到防病治病的目的。

在编写过程中,我们参阅了国内外最新资料,并结合自己工作中的临床经验,针对骨科常见的颈腰痛、骨质疏松、骨性关节炎、股骨头坏死四种常见疾病,针对人们关注的问题,本着既保证科学性,又通俗易懂,既包括基本概念,又融入最新进展的编写原则,采用问答形式,将这几大类疾病复杂的知识以若干问题的形式展现出来。本书在进行文字叙述的同时,还采用了精美的图片,做到了图文并茂;有的分册还提供了视频,读者扫描书中的二维码,就可以更加直观地了解书中讲解的信息。

希望本系列丛书能够帮助遭受上述疾病痛苦折磨的患者,正确理解和认识自身的疾病,并通过科学的治疗,早日获得康复。但由于编者们个人知识的局限和编写时间的仓促,疏漏在所难免,不足之处还请读者指正。

编者

2017 年 6 月

目 录

Q 1 什么是骨性关节炎? ································· 1

Q 2 骨性关节炎有哪些表现? ····················· 4

Q 3 怎样确认自己是否得了骨性关节炎? ·········· 8

Q 4 为什么我们会患上骨性关节炎呢? ··········· 16

Q 5 得了骨性关节炎我们该怎么去缓解? ········· 20

Q 6 患骨性关节炎该吃什么药? ················· 28

Q 7 往关节里打药是什么治疗? ················· 37

Q 8 手术能治骨性关节炎吗? ··················· 42

Q 9 骨性关节炎的理疗哪些有效? ··············· 52

Q 10 我国传统中医能治疗骨性关节炎吗? ······· 55

Q 11 骨性关节炎患者常见小问题解答 ··········· 57

Q1 什么是骨性关节炎？

　　骨性关节炎（Osteoarthritis, OA）也称退行性骨关节病，多见于中老年人，好发于负重较大的膝关节、髋关节、脊柱及手指等部位（图1）。主要病变是关节软骨的退行性变和继发性骨质增生（图2），严重影响患者的肢体功能和日常生活，甚至可造成

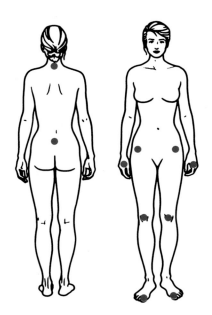

图1　骨性关节炎通常累及的关节示意图。

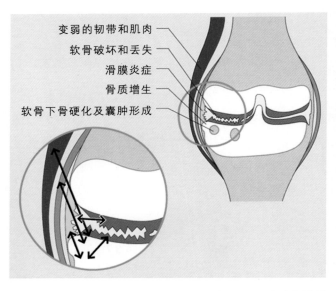

图2　膝关节骨性关节炎表现示意图。其表现为：膝关节周围的肌肉和韧带变弱，关节软骨破坏并丢失，关节出现肿胀和滑膜炎症，关节边缘骨质增生形成骨赘，软骨下骨硬化性改变并可能出现囊肿，并且这些病变因素会互相影响和加重，形成恶性循环而逐渐进展。

关节残疾，是影响人类健康最常见的关节疾患之一。

　　骨性关节炎通常分为原发性和继发性。原发性骨性关节炎也叫作特发性骨性关节炎，没有明显的致病因素。而继发性的骨性关节炎则指继发于明确的致病因素之后,比如外伤、骨坏死等。原发性骨性关节炎是最常见的关节病变,并且会逐渐进展而影响功能,在 65 岁以上的人群中会有大约 60% 的男性以及 70% 的女性受其困扰。其与冠心病一样,是影响老年患者的主要疾患,给个人和社会造成巨大损失。在我国随着人口老龄化的进展,肥胖人群的增大,骨性关节炎也将影响我们身边越来越多的人。据统计,我国 50 岁以上人口发病率为 5%,膝关节骨性关节炎的发病率为 9.56%;60 岁以上人口发病率为 20%,膝关节骨性关节炎发病率为 78.5%。保守估计,我国不同程度的骨性关节炎患者至少在 3000 万以上。原发性骨性关节炎对于患者和医生来讲都是一个比较棘手的疾病,因为其一旦发生,就不可能治愈,目前的医疗手段甚至做不到阻止其继续发展;而且其对于不同的患者表现的关节破坏情况,包括进展速度以及重点也是千差万别,并没有一定之规。

大众常说的关节老化、骨刺、骨缝疼,往往就是骨性关节炎。骨性关节炎始见于西医文献记载为 1835 年,Robert Smith 医生描述了髋关节的骨性关节炎。而在更早的大约 250 年前的古希腊希波克拉底时期,各种类型的慢性关节炎都认为是痛风造成的;在 1782 年,第一次有医生提出有些慢性关节炎与痛风无关,而表现为小的手指关节的突起,现在以他名字命名了这种骨突为 Heberden 结节。直到 1890 年,A.E.Garrod 医生正式命名了骨性关节炎,但是对于这个疾病的病因病理至今仍未有完美定论。

到 19 世纪,X 线关节摄像的出现加强了我们对于这个疾病的认识,并且根据 X 线的表现对骨性关节炎的严重程度进行了分级,使得我们可以更好地对骨性关节炎的发病情况进行统计。

Q2 骨性关节炎有哪些表现?

骨性关节炎的症状包括疼痛、功能受限、关节僵硬、关节肿胀、肢体无力、关节变形、关节活动时出现摩擦音或者弹响、关节不稳、关节不能伸直等。其中疼痛是骨性关节炎受累关节的最突出表现。通常在关节负重活动时加重,在休息后可以缓解。比如,下蹲时会造成髋、膝、踝关节的疼痛加重,而卧床休息后就可以有所缓解,也就是我们常说的"不用不疼,越用越疼"。疼痛明显时会伴有关节的肿胀。症状的出现往往是慢性的，逐渐加重的。而且不同的关节往往疼痛表现不一，某一个时期可能是这个关节疼痛，过一段时间就更换为另一个关节疼痛。通常表现为钝疼。在骨性关节炎的早期，疼痛往往过一段时间可以缓解，而到了晚期可能会表现为持续性疼痛。一旦表现为休息时或者睡眠时也疼痛，提示我们很可能已经到了关节炎的晚期，在这种状态下关节周围肌肉的保护性稳定作用已经丧失。

骨性关节炎患者也会出现关节"晨僵"，这是指早晨起床时关节觉得僵硬，改换姿势时疼痛会加重。类风湿关节炎更容易有这种晨僵的表现，不过骨性关节炎的晨僵持续时间一般比较短，通常在半小时之内，而类风湿关节炎的晨僵时间则较长，通常超过半小时。在维持一个姿势比较长时间后变换姿势时疼痛，也叫作"启动疼"，也是骨性关节炎的一种表现，不过通常数分钟经过几次关节的屈伸活动就会很快缓解，也就是我们常说的"活动开了就会好很多"。然而其疼痛还有一个重要特点就是与天气相关，也就是我们常说的"阴天下雨疼"，表现为在潮湿、寒冷，以及下雨时疼痛会加重。

骨性关节炎对膝关节的影响最严重，通常造成膝关节内侧以及前侧关节线周围疼痛,重度关节炎的患者会出现膝内翻,也就是"O"形腿(图3),而且受影响的腿会很难完全伸直。在上下楼梯时以及下蹲后起立时通常疼痛最为明显。有时会出现关节的"交锁"症状,关节忽然会锁定在一个姿势,需要很长时间才能缓解。重度膝关节骨性关节炎会明显影响患者的生活质量,包括睡眠、行走、社交,甚至于

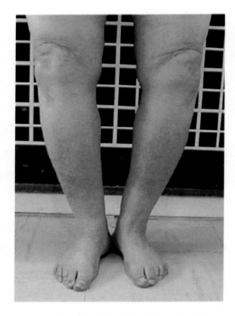

图3 中年女性患者,双膝关节骨性关节炎。

精神状态等多方面。手指关节也是经常会出现骨性关节炎的关节，尤其是远端指间关节，受累时往往症状比较重，而且除疼痛之外还会出现关节变形。颈椎、腰椎也会受累，不过一般我们都将其称为颈椎病、腰椎增生，实际上往往也是骨性关节炎。重度骨性关节炎患者会明显影响生活能力，甚至致残。而且由于其降低了活动能力，会造成心肺功能下降，易于肥胖，进一步增加内科疾患的风险。有学者曾对 1163 例骨性关节炎与非骨性关节炎人群进行过对照研究，发现骨性关节炎患者具有更高的死亡率，尤其是心血管和痴呆相关的致死率。

　　骨性关节炎受累关节的最核心改变是软骨病变，从早期的软骨破裂逐渐发展到溃疡、剥脱乃至大范围的全层软骨消失，并伴有周围骨组织，尤其是关节边缘，骨赘形成和由于新骨形成造成的软骨下骨硬化以及滑液破坏造成的骨囊肿。重度骨性关节炎还会明显地影响关节周围的韧带、关节囊以及关节周围的肌肉。这些因素综合起来会造成关节的屈曲挛缩、畸形、不稳、无力等表现。

　　骨质增生是骨性关节炎的重要特征，在比较表浅的关节，比如膝和手指关节，也是我们很容易感知到的变化。可以发现骨质边缘凸起,造成关节肥大。在凸起部位还经常伴有疼痛,尤其在按压时比较明显。

关节活动范围减低也是骨性关节炎的一种表现,尤其是重度骨性关节炎患者,通常都会出现。一般是由于骨质增生后造成关节撞击从而限制关节活动形成的,有些是由于关节面的严重磨损、软骨缺失需要躲避疼痛而形成的关节活动度减低,还有一些是因为在炎症长期刺激下关节周围的软组织损伤、僵硬、挛缩,比如关节囊和韧带的挛缩就会造成关节的活动度减低。

在比较严重的骨性关节炎患者中,还会出现关节周围肌肉的萎缩无力、关节不稳定。肌肉萎缩可能是由于炎症刺激造成的,也可能是由于疼痛造成的失用性萎缩。关节不稳与关节周围韧带破坏以及软骨和软骨下骨磨损有关。

Q3 怎样确认自己是否得了骨性关节炎?

明确的病史和完整的体格检查是诊断骨性关

节炎的必需基础。目前还没有哪项单一检查可以直接确诊骨性关节炎。对于病史和症状符合的患者，简单的 X 线平片检查通常就可以确诊骨性关节炎。X 线片通常表现为关节骨赘形成、关节间隙狭窄、软骨下骨硬化及囊性变。骨赘的形成是骨性关节炎最典型的表现，而关节间隙的狭窄通常是非对称性的，通常为内侧的关节间隙狭窄。软骨下骨区域位于关节表面的深部，与软骨之间紧密相连(图 4)。软骨下骨硬化提示已经为较重的骨性关节炎，是炎症刺激后的修复反应。软骨下骨囊肿的形成与炎性滑液造成的骨破坏以及相关的骨修复反应相关，是

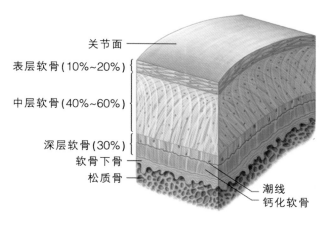

关节面

表层软骨(10%~20%)

中层软骨(40%~60%)

深层软骨(30%)
软骨下骨
松质骨

潮线
钙化软骨

图 4　软骨的分层结构和软骨下骨示意图。

骨性关节炎的晚期表现。骨性关节炎患者的 X 线片还常常会发现骨质疏松的表现。骨质疏松与骨性关节炎具有明显的相关性,但骨质疏松并不是骨性关节炎的特征性表现。

对于可疑痛风以及炎症性关节炎的患者,我们还需要进行进一步的化验检查,比如尿酸、血沉、C 反应蛋白、类风湿因子等。骨性关节炎的化验检查特点为:常规的化验检查,比如血常规、C 反应蛋白、生化化验,都是正常的,只有血沉有可能轻度升高。关节液化验通常表现为白细胞计数低于 $2000/mm^3$。如果关节液白细胞计数升高则要结合其他化验情况,考虑为感染、痛风、类风湿等其他关节炎症。

对于早期的骨性关节炎,X 线平片的表现可能并不明显,在此时除了化验检查,磁共振具有很重要的意义。磁共振成像(magnetic resonance imaging,MRI)是通过对静磁场中的人体施加某种特定频率的射频脉冲,使人体中的氢质子受到激发而发生磁共振现象。脉冲停止后,质子在弛豫过程中产生 MR 信号。通过对 MR 信号的接收、空间编码和图像重建等处理过程,即产生 MR 影像。从而可以显示组织的结构和性质,可以很清晰地显示关节内的各项结构，包括骨、软骨、韧带、肌肉、滑膜、关节液等，从而可以早期发现软骨层的病变情况，可以确诊早期的骨性关节炎。磁共振成像还能显示滑膜病变情况，也就是我们常说的在滑膜炎的诊断方面MRI具有非常独到的优势，不但有助于评价骨性关节炎的严重程度，还有利于除外其他炎症性关节疾病。比如与类风湿性关节炎的鉴别，类风湿的滑膜炎症表现与骨性关节炎的滑膜炎症表现是明显不同的。MRI在痛风性关节炎的诊断时也有助于痛风结晶的发现，是鉴别是否痛风性关节炎的重要措施。在髋关节，股骨头坏死早期以及股骨头的一过性骨质疏松，在病程及症状上都与骨性关节炎相似，尤其是这两种疾病也表现为常规化验正常，在这种情况下，MRI就成为非常关键的检查手段，可以很好地发现骨水肿及骨坏死。同时，磁共振检查也是目前评价韧带和半月板这些骨性关节炎后期出现的破坏的组织损伤程度最有效的检查手段。随着MRI设备的普及，其具备的高清晰度、全面反映关节状态，同时无创、无辐射的优点，以及不高的价格，已逐渐成为骨性关节炎的一种常用且非常重要的检查手段。

　　其他较为常用的检查手段还有断层CT

（Computed tomography）检查，即电子计算机断层扫描，它是利用精确准直的 X 线束与灵敏度极高的探测器共同围绕人体的某一部位做一个接一个的断面扫描，具有扫描时间快、图像清晰等特点，可用于多种疾病的检查。现在的大型医院使用的 CT 都能够做到二维和三维的图像重建，可以从任意的层面以及任意的方向去观察关节的结构，相对于 X 线片和 MRI 而言，关节的 CT 检查可以更加清楚地反映骨质的改变，虽然在软组织检查方面不如 MRI，但是对于评价骨赘、软骨下骨的硬化和囊肿以及关节内并发的滑膜软骨瘤则具有明显的优势。除了诊断方面使用 CT 之外，在关节手术治疗之前，CT 往往是必需的评价手段。

另一种重要的检查手段还有关节超声。超声是一种廉价且无创的检查手段，也是大众接触较多的检查手段，即便健康人在体检中也经常会接受超声检查。超声是利用声波的反射来进行检查的手段，是一种无创、无痛、方便、直观的有效检查手段。近年来，超声已经被用于诊断关节软骨、肌腱、韧带、半月板、关节滑膜及邻近血管和肌肉等各种病变。因其具有无创性、检查迅速、无放射损害的优点，患者易于接受，并可进行随访检查，了解病变治疗效

果。关节超声可以探测关节间隙的改变、滑膜厚度
的改变、软骨的完整性及厚度的变化等，对于骨性
关节炎也具有辅助的诊断价值，尤其因其具有的无
创和简便廉价的特点，使其成为很好的观察疾病进
展变化和治疗效果的随访工具。因为超声检查相对
而言分辨率不高，目前主要用于大关节的检查，如
髋、膝等，尤其是膝关节检查中表现出良好的效果。
目前应用于关节检查的主要为高频超声。高频
（10MHz）超声能反映膝关节最早的病理改变是软
骨纤维样变，出现裂隙，以后又产生软骨分解，软骨
内水含量和细胞对基质的比例降低。因为高频超声
对关节软骨的清晰度高，对软骨表面轮廓的光滑度
以及软骨厚度和软骨的完整性分辨率也较高，可以
显示膝关节骨性关节炎软骨表面粗糙、磨损、软骨
变薄、软骨厚度改变、软骨透声变化等一系列病理
改变，因此高频超声可以作为辅助诊断关节软骨病
变的检查工具。

　　还有一种很少使用但也有价值的诊断手段是
骨扫描。骨扫描是通过给人体摄入放射性元素，通
过设备感知放射衰变而获取组织结构和性质的检
查手段，通常用于肿瘤方面的检查。因为其对代谢
的敏感性高，对于不同的炎症水平具有良好的诊断

价值。但骨扫描具有辐射,同时考虑到价格因素,因而其不是骨性关节炎的常规检查手段,通常只在难以诊断的关节疼痛时才会采用。

另外一种特殊的设施是关节镜,关节镜是通过在关节上打孔,将设备微创地直接放入关节中,通过具有放大作用的高清摄像头,直接看清关节的内部结构,对于软骨损伤的诊断和程度分级具有非常确切的价值。关节镜虽然是微创设备,毕竟也是有创性措施,因而其通常是一种治疗手段而不是诊断手段,只有在其他无创检查难以明确关节病变情况时才采用关节镜来进行关节探查。其不仅可以直接看清关节内结构,做到软骨半月板病变的良好诊断,还可以以微创的措施取出关节内病变组织进行病理检测以协助疾病的诊断。在关节镜下可以对骨性关节炎的软骨损伤情况进行分级,包括评价损伤的面积和深度。关节镜可以清晰地观察到滑膜的病变程度以及关节软骨表面的改变,这方面明显优于其他的无创性措施,可以更敏感地发现骨性关节炎的早期病变。由于不同疾病的滑膜病变情况有明显不同,而且关节镜可以同时进行组织活检以及后期的病理检测,所以也可以协助鉴别骨性关节炎以及其他的炎症性关节炎。

那么我们如何来诊断骨性关节炎呢? 通常骨性
关节炎的诊断要遵循以下步骤:

(1)关节的原发性疼痛。也就是说我们感觉到
的关节疼痛需要确认是从关节发出来的。有时候,
我们的关节疼痛是关节周围病变(比如腱鞘炎、滑
膜囊肿)的放射痛,因此需要通过物理检查来进行
初步的确认。

(2)疼痛通常是与关节的活动相关的。也就是
表现为前面章节里我们提到的使用痛、启动痛,只有
在重度时以及急性期时才会出现一般炎症痛表现。

(3)关节的疼痛是慢性的,而且随着时间而逐
渐缓慢加重。

(4)具有影像学的典型表现。

(5)没有明显的红肿热痛等一般炎症反应,炎
性化验指标正常。

由于骨性关节炎的发病率很高, 又有很多的检
查手段可以确诊, 所以有时候我们面临的问题并不
是这个患者是否患有骨性关节炎,而是其症状是否
都是骨性关节炎导致的,是否还有其他并发疾病,而
这种并发症才是症状的主要原因。关节的疼痛有可
能是关节周围疾病(比如腱鞘炎、滑膜囊肿、半月板损
伤等)的放射痛,也可能是关节对于正常活动表现出

的过度敏感而出现的疼痛过敏。其他关节的累及、局部明显的红肿热痛、皮疹，以及疼痛与活动无关，往往都提示其他疾病的可能，比如痛风、感染、类风湿关节炎、风湿性多肌痛甚至骨肿瘤等。一些心理因素（比如抑郁、焦虑、孤独）也可能会表现出关节的疼痛。所以在确诊之前必须考虑以上情况的可能。

Q4 为什么我们会患上骨性关节炎呢？

　　骨性关节炎被认为是一种器质性疾病，影响关节内的所有结构。逐渐破坏的关节软骨并发滑膜炎症，并且伴有软骨下骨的硬化、骨赘形成，可累及整个关节结构，包括软骨、骨、滑膜、韧带、关节囊和肌肉组织。随着骨性关节炎的逐渐加重会出现软骨下骨重建、骨赘形成、滑膜炎症反应、韧带松弛、关节周围肌肉组织减弱，从而引发关节的疼痛、僵硬、活动受限，如果不进行治疗的话，这些症状最终会演变为整个关节的失能。

　　关节软骨的功能是提供关节的光滑摩擦面，对关节功能至关重要，但因缺乏血管、神经和淋巴管路,也就是说缺乏营养系统,因此在损伤后难以修复。其结构主要为软骨细胞外基质组成的内部散在的、特殊软骨细胞。由软骨细胞负责维持着软骨组织的平衡。随着老化的进程以及关节应力、关节内微环境的改变,软骨细胞出现死亡。软骨细胞的再生能力很差,一旦细胞死亡就会带来周围细胞外基质的改变。这些组织破坏又会进一步加剧关节内结构和关节液改变,产生细胞毒素并影响生长因子,从而会形成恶性循环,逐渐加重关节内软骨的继续破坏,进而引发关节内滑膜、骨、韧带等一系列的改变。

　　骨性关节炎是一种慢性退变性关节疾病,一直被认为是一种年龄相关的关节软骨老化性疾病,但并不只是年老才会出现,应将其看作是关节在危险因素作用下不正常的关节内结构重建。毋庸置疑,年龄是骨性关节炎最主要的影响因素,然而也还有其他的危险因素,比如基因、性别、代谢状态、肥胖、创伤等,也会增加骨性关节炎的发病可能(表1)。骨性关节炎目前已经被确认为整个关节的疾病,远非单纯的软骨破坏和骨赘形成。

　　骨性关节炎的产生是在衰老以及各种危险因素的作用下,出现软骨的退变,包括软骨的裂开、细胞外基质改变、软骨细胞死亡、释放细胞毒素、生长

表 1 骨性关节炎的危险因素

	膝关节	髋关节	手
发病危险因素	年龄,性别,运动,体重指数(包括肥胖),股四头肌肌力,外伤,应用激素,维生素D,吸烟,关节畸形(X形腿,O形腿),基因	年龄,性别,运动,体重指数(包括肥胖),外伤,基因,关节畸形	年龄,力量,职业,运动,基因
加重危险因素	年龄,体重指数(包括肥胖),应用激素,维生素D,吸烟,关节畸形(X形腿,O形腿),关节的慢性肿胀,滑膜炎,剧烈运动,软骨下骨水肿	年龄,性别,运动	未知

因子改变,从而引发软骨破坏、改变关节内应力及滑液微环境,产生骨性关节炎并不断进展。引起骨性关节炎的两大主要因素是关节的不正常应力和(或)不正常的软骨。各种危险因素都主要影响其中的某个方面,比如年龄是软骨退变的主要因素,基因会影响关节软骨的质量,包括其结构和成分组成。

衰老是骨性关节炎的最主要影响因素,也是骨质疏松的主要影响因素，但并非所有老年人都患有骨性关节炎和骨质疏松。关节的日常应用对于关节来说利大于弊，活动过少反而会加速关节的退变。

肥胖是骨性关节炎的重要影响因素，尤其是膝关节。在较重的身体压迫下膝关节和髋关节等下肢关节的应力增加，造成关节软骨和韧带的损伤。在肥胖人群（BMI 为 30~35），出现骨性关节炎的概率是普通人的 4 倍之多。除了造成负重增加，脂肪细胞会产生脂肪因子，脂肪因子会影响糖和脂肪代谢，影响炎症反应，影响软骨细胞，从而影响骨性关节炎的发生与进展。

运动，尤其剧烈运动或者重体力劳动，也是骨性关节炎的危险因素。两者均增加了关节的非正常负荷，让关节承受了更大的力量，也就是我们通常所说的"劳损"。运动员，尤其是篮球和足球运动员，具有明显更高的骨性关节炎发病率。剧烈运动除了造成关节负荷增加直接引发软骨损伤，同时还增加了半月板和韧带损伤的概率，从而继发软骨损伤而产生骨性关节炎。

在关节畸形的患者中，如同时患有代谢性疾病（比如痛风性关节炎），即便正常的身体负载也会造成关节软骨的不正常负荷,从而明显地增加发生骨性关节炎的概率。

外伤造成的关节软骨及软骨下骨直接损伤,会造成关节周围肌肉以及韧带、骨等组织损伤,产生关节不稳或者松弛,造成关节软骨应力分布不均,都会诱发骨性关节炎。

骨性关节炎与基因相关,研究发现骨性关节炎患者经常呈现家族分布。近年来,已经发现了一些与骨性关节炎相关的基因。这种疾病是多因素和多基因相关的,也就是说是一系列基因互相影响的结果。与关节软骨的细胞外基质编码相关基因的缺陷会增加骨性关节炎的产生。另外,遗传因素会引发关节的发育不良,比如膝内翻、发育性髋关节发育不良,这也是骨性关节炎的重要诱因。还有一些遗传因素会造成软骨缺陷。

Q5 得了骨性关节炎我们该怎么去缓解?

骨性关节炎可采用多种治疗方法,按照疾病的严重程度可采用从自我管理、理疗、药物治疗到手术治疗等多种方法。自我管理模式起源于心理行为治疗领域，随后被引入慢性病患者的健康教育项目中。该模式具有"低水平、广覆盖"的特点，既有良好的成本效益，又同时能覆盖大量的不同病种患者，尤其是慢性病患者，目前已在美国、加拿大、澳大利亚及欧洲许多国家得到了广泛的研究和推广应用，成为慢性病治疗领域的研究热点。自我管理模式一直是美国风湿病协会强烈推荐的骨性关节炎患者疾病控制的有效方法，其对骨性关节炎患者不适症状的控制、关节功能的保护等具有积极影响。

自我管理模式是指在卫生医疗保健人员的协助下，患者本人承担一些预防性或治疗性的卫生保健行为，以促进或维持健康。骨性关节炎患者的自我管理行为包括运动锻炼（体能锻炼和耐力锻炼）、认知性症状管理实践、与医生的沟通、饮食调整等。

1.运动锻炼及运动方式调整

运动锻炼包括体能锻炼和耐力锻炼两个部分，这两种锻炼对骨性关节炎患者来说，不仅仅是单纯的增强体质，也是疾病治疗的一部分。研究显示，运动锻炼可以缓解关节疼痛，改善关节功能，达到与止痛药类似的治疗效果。体能锻炼主要是通过肌肉的等长或等张收缩来加强关节周围肌肉及韧带的力量,从而加强关节稳定性,起到关节保护的作用。体能锻炼,尤其是股四头肌肌力训练,能增强股四头肌肌力及周围韧带力量,这不仅能有效减轻膝关节疼痛,还能改善膝关节功能。耐力锻炼主要指散步、游泳、骑单车、健身操、跑步等有氧运动。适合膝关节骨性关节炎患者采用的是一些对关节冲击力较小的运动,如游泳、骑单车、太极拳、低强度的有氧健身操等。坚持做对膝关节冲击力小的运动,不仅能加强全身及局部组织血液循环,改善心肺功能,增强体质,还具有减轻关节疼痛、改善关节功能、增加行走能力等作用。

膝关节骨性关节炎好发于老年人的主要原因是由于生理衰老出现肌肉萎缩、肌力下降,对关节的保护功能降低,致关节失稳,关节软骨易受损伤而引起。而膝关节骨性关节炎患者由于疼痛引起生活活动能力下降,导致肌肉等运动器官的失用,肌肉进一步萎缩,病变进一步发展,如此陷入恶性循环。运动疗法可增加膝关节周围肌肉的肌力,打破恶性循环,促使病情好转。国际上有不少临床随机对照试验证实,运动疗法的镇痛效果并不亚于药物治疗,即使对末期膝关节骨性关节炎。运动疗法对患者活动能力的改善也是十分有效的。

剧烈运动以及一些不良的体位姿势会加重骨性关节炎的发展。如果不正确使用已受损的关节，就会引起关节、肌肉和韧带的进一步损伤。在症状发作期应尽量减少负重运动，改为在卧位或坐位下锻炼；在症状缓解期的日常生活与运动中，应避免背(或提)负重物。减少上下楼梯次数，避免爬坡、反复下蹲等增加关节负荷的运动，预防跌倒。

运动要掌握一个原则，就是多活动，少负重。比如骑车、游泳、散步这些都属于不负重或负重较轻的运动，这样会使周围软组织和韧带的柔韧性更好，力量更强，骨骼的负担更轻，值得提倡。而登山、爬楼梯、蹲起以及长时间的跑、跳、蹲、跪等较为剧烈、会增加关节磨损和负荷的运动，是不适合骨性关节炎患者的。至于运动强度和运动时间，应该"坚信身体的感觉"。身体一旦出现不舒服，就应该立即停下来休息，不要坚持。骑自行车代步是可取的，因为骑车时身体重量的大部分压在坐垫上，膝关节受力相对较少，同时骑车可以保持关节的活动度，使关节周围肌肉的力量得以增强。对膝关节骨性关节炎患者来说，最佳的运动项目是游泳。游泳时身体漂浮在水中，关节不承受体重，所受负荷最小，而且,游泳能增强全身肌力和多关节的活动,使心肺等多器官功能得到锻炼,可有效增强抗病能力。

2.体重控制

多数骨性关节炎患者都是超重的。肥胖可使膝、髋骨性关节炎的发生率增加或加重原有骨关节炎病情。通过饮食调整,控制膳食中糖或脂肪的摄入,多吃新鲜蔬菜、水果等健康饮食习惯来减肥或控制体重,达到疾病控制的目的也是骨性关节炎疾病控制所推荐的一种方式。Paans 等对肥胖(BMI>25 kg/m²)或超重(BMI>30 kg/m²)的髋关节骨性关节炎患者的研究发现,通过运动锻炼及调整饮食习惯来减轻体重,不仅可以推迟髋关节骨性关节炎患者行关节置换手术的时间,还能改善患者的整体健康状况。但对于肥胖患者,要更加注意运动锻炼的方式,避免进一步损伤关节。近期研究显示,良好的饮食控制加上适宜的运动锻炼可以获得长期的体重减轻(11.4%)以及骨性关节炎症状的明显改善(50%)。

3.认知性症状管理实践及心理指导

认知性症状管理实践指患者运用各种认知策

略处理和应对疾病所带来的各种症状及负面情绪（恐惧、悲伤、抑郁等）的过程，属于情绪自我管理部分。认知性症状管理实践的技巧主要包括肌肉放松练习、心理暗示等，目的是让患者的行为和思想逐步适应疾病以及疾病带来的不适症状。研究发现，认知性症状管理实践不仅能减轻骨性关节炎患者的疼痛，减少止痛药物的使用，还能维持及改善关节功能。

首先要使患者相信骨性关节炎的预后都是良好的，只要及时、合理地进行治疗即可。改变易引起骨性关节炎的不良生活方式，在医生指导下积极锻炼衰弱的肌肉，完全能阻止病情的发展，消除或减轻症状，进行正常的生活与工作。另外，还要指导患者改善生活情趣，增加社会交往能力，克服抑郁、紧张、恐惧等不良情绪。建立积极乐观的态度，有利于疾病的康复。

4.医患沟通及疾病知识学习

患者与医生沟通自己的治疗情况与病情，是患者参与疾病自我管理必需的一种行为。慢性病患者与医生进行有效的沟通，主要反映在沟通频率与内容上。以往研究发现，骨性关节炎患者通过与医生的有效沟通,可获得医生在治疗进程、生活方式调整等方面的知识,这些知识的掌握有利于疾病的治疗。

通过学习和了解疾病的病理、诊断、分期等因素,明确自己所处的阶段,有利于积极采取相关的治疗,并且增加依从性。普及骨性关节炎防治知识,提高人们对本病的认识,增强保健意识,促使居民采取健康的生活方式及积极有效的防治措施,预防骨性关节炎发生。

5.改变不良生活习惯,使用辅助器械及支具

日常生活中的一些动作会加重关节的负荷,尤其是从低的位置站起时最为明显。所以在日常生活中我们要进行一些调整,改变骨性关节炎患者的一些不良习惯,使用合适的辅助设备来改善其关节状态。首先要替换家里的椅子,选择较高的椅子或者将原有的椅子升高,避免使用蹲式马桶,应使用坐式马桶,并在马桶边安装扶手,便于起立时上肢用力而减少下肢负荷。尽量乘电梯而不是爬楼梯。在不得不爬楼梯时,在上楼梯时让好的一侧下肢先上,然后让差的一侧跟上;在下楼梯时差的一侧先下,然后好的一侧跟上。要记住,这一点可以采用

"上天堂、下地狱"俗语,上时更好,下时更差。避免下蹲和下跪,我们通常下蹲是为了捡起较低位置的东西,所以可以尽量把常用的东西放在较高的位置,并且使用较长的捡物器。避免使用浴缸,因为通常从浴缸站起时下肢负重明显增加,可以采用坐位或站位淋浴。睡眠时膝关节下方不垫软垫,虽然这会使膝关节感觉舒服,但是长期的关节屈曲会使得关节出现屈曲挛缩的概率增加,从而加重骨性关节炎。采用拐杖及其他支具以减少关节受力,也可以起到一定的治疗作用。合适的手杖可以减少患侧膝关节大约 50% 的负重。注重关节的休息,避免劳累。使用局部冷敷和热敷都有助于缓解关节炎症,在关节出现肿胀时我们更推荐进行冷敷。膝关节骨性关节炎所伴发的内翻或外翻畸形,应采用相应的矫形支具或矫形鞋,以平衡各关节面的负荷,减缓膝关节骨性关节炎的症状,改善患者的生活质量。目前较为常用的是膝内翻矫正支具(图 5)。因为膝关节骨性关节炎通常最为严重的是内侧间室病变,出现关节的内侧疼痛,内侧关节间隙狭窄,膝内翻畸形,通过佩戴膝内翻矫形支具可以纠正膝内翻,将膝关节的应力向外侧转移,从而缓解关节疼痛,减缓疾病的进展。

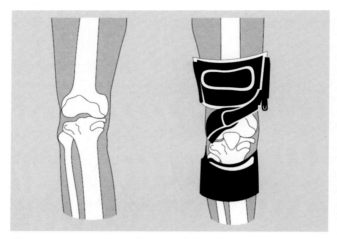

膝关节骨性关节炎膝内翻——支具改善膝内翻,降低内侧应力

图 5　膝关节骨性关节炎支具治疗示意图。

Q6 患骨性关节炎该吃什么药?

　　骨性关节炎的药物治疗可分为全身应用药物和局部关节腔注射药物,又可分为改善症状和改善病情的药物治疗。全身应用药物主要为口服药物,局部关节腔注射除了常规药物应用外,还可能采用臭氧、富血小板血浆等特殊物质注射治疗。

1.改善症状药物

（1）解热镇痛药

用药物控制疼痛是最有效的方法，为了缓解骨性关节炎的疼痛，国外推荐首选对乙酰氨基酚（又名扑热息痛，市场上的产品如必理通、百服宁、泰诺林等均为此成分）。该产品止痛效果好，不良反应少，费用较低，通常总量不超过 3g/d（分几次服），但有长期大剂量使用引起肝或肾损害的报告。对乙酰氨基酚对中枢性环氧化酶的抑制作用强，在外周作用明显减弱，但抗炎作用微弱而没有实际疗效。对乙酰氨基酚作为经典的解热镇痛药，作为一线治疗药物用于 OA 所致的关节疼痛，原因是对乙酰氨基酚能够有效地控制疼痛并已证明大范围使用是安全的。但本药无抗炎作用。经该药治疗未获疗效，或伴有膝关节积液，或持续性疼痛的患者应选用其他药物。

（2）非甾体类抗炎药（NSAID）

与解热镇痛药类似，是以抗炎作用为主的一类药物，通常具有较好的镇痛作用。传统的非甾体类抗炎药分为：①羟酸类，阿司匹林、甲氯灭酸钠；②丙酸类，布洛芬；③苯乙酸类，双氯芬酸；④萘乙酸类，萘普生；⑤吲哚乙酸类，吲哚美辛、舒林酸、阿西美辛；

⑥吡咯酸类，托美汀；⑦吡唑酮类，保泰松；⑧苯丙噻嗪类，炎痛昔康；⑨苯基烷酮类，萘丁美酮；⑩烯醇酸类，美洛昔康；⑪嗽酰苯胺类，尼美舒利。非甾体类抗炎药的作用机制主要为抑制环氧化酶COX活性从而抑制前列腺素的合成，减少炎症因子产生而达到抗炎作用，适于骨性关节炎的治疗。COX1存在于大多数组织中，具有胃黏膜的生理保护作用，调节肾血流量及盐类分泌，其与血小板的聚集有关，此酶在生理刺激下合成。对此酶的抑制作用引起了 NSAID 的副作用。COX2 则是产生组织损伤的形式，由肥大细胞及其他炎症细胞产生，在炎症中起到病理作用刺激 PG 的生成。基于以上的原因，人们力争找到选择性抑制 COX2 而非 COX1 的药物，减少副作用且增加疗效。非选择性 NSAID 同时抑制 COX1 和 COX2，因此导致消化道损害和肾脏毒性。在临床使用中由于 NSAID 导致胃溃疡出血而停药的有多例报道。为避免胃肠道副作用，在使用 NSAID 时合用胃黏膜保护剂可在一定程度上降低不良反应的发生率。有报道认为，与质子泵抑制剂或高剂量 H_2 受体拮抗剂合用，可有效降低形成溃疡的风险。与上述药物合用虽然增加安全性，但同时也意味着需要服更多的药，增加了药物所带

来的风险和患者的医疗费用。传统的 NSAID 导致血小扳抑制,因此不适用于服用抗凝血剂的患者和围术期的患者。NSAID 表现有剂量与疗效的依赖关系,在使用过程中由于肾功能受影响而导致轻微的水肿。由于非选择性 NSAID 和 COX2 抑制剂类均与缺血性心力衰竭有一定关系,因此有充血性心力衰竭和肾衰竭的患者在使用上述两种药物时应给予充分注意。在临床使用过程中可口服 NSAID 或外用。一般认为,外用可减少此类药物副作用,但因外用剂型(如乳剂)涉及透皮吸收的诸多因素,因而其疗效差异较大。由于不同的抗炎药物对软骨基质有不同影响,应慎重选择。国外研究显示,阿司匹林、水杨酸、保泰松、吲哚美辛和萘普生等对关节软骨基质蛋白聚糖合成有抑制作用,不利于 OA,故不宜选用,至少不宜长期使用;相反,另一些药物,如双氯芬酸、美洛昔康、萘丁美酮、依托度酸、舒林酸和阿西美辛等,对软骨基质蛋白聚糖的合成无不良影响,甚至有促进合成作用,而适于选用。膝关节骨性关节炎患者给予非甾体类抗炎药治疗易产生消化道疾病。相关研究表明,长期服用时有 2%~3% 的患者出现十二指肠溃疡;而特异性环氧合酶 COX2 抑制剂(如塞来昔布和依托考昔),它们的疗效和对照药萘普生、布洛芬及双氯芬酸相当，但内窥镜溃疡发生率则明显低于对照药，更加适于长期使用。西乐葆（塞来昔布，celecoxib，辉瑞公司），是FDA通过的第一个选择性COX2抑制剂，可通过抑制COX2阻止炎性前列腺素类物质的产生，达到抗炎、镇痛及退热作用。从患者角度而言，COX2抑制剂避免了消化道的副作用，因而大大提高了患者用药的顺应性。对COX2抑制剂的药物经济学研究也表明，由于在服用COX2抑制剂的过程中，不需要服用黏膜保护剂和质子泵抑制剂等药物，因而对患者而言，医疗费用不会增加。另外也指出，昔布类药物和对照药一样，也可引起肾毒性，并且特异性环氧合酶COX2抑制剂会增加冠心病患者心血管疾病事件的发生率。骨性关节炎既高发于老年人，他们也往往并发多种疾病及接受多种药物治疗，因此，对老年骨性关节炎患者的药物治疗应谨慎选择。

（3）阿片类

中度至严重的膝关节骨性关节炎患者，以上药物治疗仍不能解除疼痛时，或者存在肾衰竭等禁忌证，可以将阿片类药物作为最后选择。经常选用的这类药物有可待因和曲马多。该类药的不良反应，如恶心、呕吐、腹泻、多汗,以及有一定的耐药性和潜在的依赖性都值得重视,不推荐作为长期治疗药物使用。

2.改善病情药物

20世纪90年代以来,随着对骨性关节炎研究的发展,人们已不满足对骨性关节炎只限于控制症状,而是更倾向于发掘延缓或阻止骨性关节炎病变进展,以及有可能修复骨性关节炎的方法。因为非甾体类抗炎药兼具抗炎与镇痛作用,所以除了改善症状外,也可以对病情有改善作用。以下主要叙述其他类型能改善病情的药物。

(1)关节营养类或替代治疗类

硫酸氨基葡萄糖(glucosamine,GS):自1969年德国首次临床验证硫酸氨基葡萄糖治疗骨性关节炎之后,多项研究证实,该产品既能抗炎止痛,又能延缓膝关节骨性关节炎的发展。硫酸氨基葡萄糖是一种氨基多糖,是软骨基质和滑液中聚氨基葡萄糖的成分。外源性氨基葡萄糖能够刺激人体软骨细胞的蛋白多糖的合成,补充软骨基质的丢失成分,并可抑制基质金属蛋白酶(MMP)的表达,也可抑制损伤软骨的酶如胶原酶和磷脂酶A2,并阻止损伤细胞的超氧化物自由基的产生,恢复某些损伤的软骨细胞的功能,从而促进软骨的修复。口服后至少 90% 可被吸收,吸收后 4 小时到达关节软骨。硫酸氨基葡萄糖对软骨有特殊的趋向性,并由软骨细胞结合到蛋白聚糖,再分泌到软骨细胞外基质。该药的硫酸部分在蛋白聚糖的合成中起重要作用,因为构成葡糖胺聚糖需要高度硫酸化。体内无机硫酸减少可导致葡糖胺聚糖合成减少,外源性硫酸的补充可降低硫酸减少的不良影响。可见,其他品种如盐酸氨基葡萄糖则不可能满足这种生理过程的需要。另外,当今绝大多数临床研究资料均来自硫酸氨基葡萄糖,其他品种氨基葡萄糖可供参照的资料较少。临床试验证明,本品口服易于耐受,治疗两周以后患者症状明显改善,停药后疗效能持续。氨基葡萄糖与 NSAID 联合应用,可减少后者用药剂量 50% 以上,并降低不良反应的发生率。研究显示,长期使用硫酸氨基葡萄糖具有改善关节结构和缓解症状的作用,可以作为骨性关节炎的治疗药物,但在是否真的改善结构方面也存在着争议。目前也有研究发现,长期应用硫酸葡萄糖的潜在副作用,硫酸葡萄糖能够引起胰岛素抵抗和(或)削弱胰岛的分泌能力。还有报道指出,硫酸氨基葡萄糖刺激平滑股长蛋白聚糖的合成,而动脉壁蛋白聚糖的合成将导致动脉粥样硬化。

硫酸软骨素：硫酸软骨素（chondroitin sulfate，CS）属于糖胺聚糖类物质，也是正常关节软骨基质中的重要成分。其钠盐与 D 葡萄糖胺及 D 半乳糖联合用于治疗关节炎，能够促进骨质增长，使破坏的软骨恢复正常，可减轻症状，起效虽慢但复发率低；硫酸软骨素也可能具有一定的抗炎特性，在抑制炎性介质的趋向性、吞噬细胞以及溶菌酶的活性等方面发挥作用，但抗炎能力较消炎痛、布洛芬等药物低。有一项为期两年的随机对照研究显示，硫酸软骨素长期应用可以缓解骨性关节炎的症状并改善结构。硫酸软骨素与硫酸基葡萄糖可以联合应用；在美国，硫酸氨基葡萄糖或者其与硫酸软骨素的合剂已成为大众食品补充剂，在超市即可购得。这不但不降低其在骨性关节炎治疗中的地位，反而更说明其具有非常高的安全信度。

（2）IL-1 抑制剂：细胞因子 IL-1 是骨性关节炎发病中的重要炎症因子，抑制 IL-1 可以控制关节炎症，缓解病情进展。目前临床应用的药物主要为双醋瑞因（diacerein），商品名为安必丁。该品为大黄提取物，活性成分为二乙酰大黄酸。实验研究证明，该品通过抑制 IL-1β 和氧自由基的产生和释放,抑制金属蛋白酶的活性及稳定溶酶体膜而发挥抗炎及对关节软骨的保护作用,改善骨性关节炎病程,用于治疗骨性关节炎,并被列入治疗骨性关节炎的慢作用药。双醋瑞因可以诱导软骨生成,具有止痛、抗炎及退热作用;不抑制前列腺素合成;对骨关节炎有延缓疾病进程的作用。轻度腹泻是应用安必丁治疗最常见的副作用(发生率约7%),一般会在治疗后的最初几天出现,多数情况下会随着继续治疗而自动消失。

(3)抗骨质疏松药物:很多抗骨质疏松药物被证实也具有治疗骨性关节炎的作用,作用机制可能在于作用于骨性关节炎病程中的骨重建过程,以及对于破骨细胞的抑制作用。其中比较典型的二膦酸盐类,比如福善美,维生素D、降钙素、雷奈酸锶等均被证实对于骨性关节炎具有一定的延缓病情的作用。因为骨性关节炎和骨质疏松均为老年人高发,所以对于高龄患者此类药物更为推荐。

(4)其他类:因为骨性关节炎的病程涉及多个组织和因子,所以有多种药物可能对于骨性关节炎具有治疗作用,也有着很多的药物在临床试验过程中,即将推向临床应用。除了上述较常见的药物类型,其他比如抗氧化剂如维生素C、金属蛋白酶抑制剂、各种炎症因子抑制剂等,因为临床并不常见,在此就不详述。另外,因为一些患者的关节炎症状表现与心理状态相关,所以如抗抑郁药物等调节精神状态的药物对于这些患者是一种有效的治疗措施。

Q7 往关节里打药是什么治疗?

关节腔注射也是骨性关节炎的常用治疗,最常用的药物是注射局部麻醉药、激素和透明质酸钠。

(1)糖皮质激素

通常通过关节腔注射给药,最常用的药物为曲安奈德。关节腔内注射糖皮质激素可以缓解急性膝关节疼痛,并且促进关节积液的消退。但研究发现,糖皮质激素关节腔内注射带来的关节疼痛缓解一般只能持续1~2周。考虑到较短的受益时间、较高的不良反应风险,本药不可以作为骨性关节炎的常规用药。一般仅推荐短期应用,且仅当关节疼痛、肿胀时,口服药物无效者,可在抽吸关节积液的同时,向关节腔内注射激素,能缓解疼痛和改善功能,每年使用不应超过4次。但糖皮质激素可能抑制软骨糖蛋白合成,使软骨损伤加重,甚至可能使正常的软骨退变。

（2）透明质酸

属酸性黏多糖,广泛存在于人体组织中,尤其在关节滑液中,在软骨细胞外基质中,透明质酸参加构成蛋白多糖大分子复合物。另外,在软骨表面由丰富的高分子量的透明质酸构成了由颗粒状物质组成的层状结构,可作为屏障来保护关节软骨,限制有害物质（如溶酶体酶、致病因子）侵入和限制软骨内重要物质（如糖蛋白、蛋白等）漏入关节腔。骨性关节炎患者关节滑液中透明质酸的浓度、分子量和黏弹性均低于正常。软骨基质中透明质酸成分减少,其变化程度与病情严重性成正相关。透明质酸可能是通过降低 MMP-9 以及自由基、IL-1、IL-16、TNF α 等炎性介质的水平,减轻滑膜炎症和关节软骨的破坏,从而发挥对骨性关节炎的治疗作用。高分子量的透明质酸还可降低骨性关节炎患者关节滑液中促进炎症发生的物质 （如前列腺素、花生四烯酸等）的水平,有利于软骨的修复。近年来研究表明,透明质酸对位于滑膜下的痛觉感受器与感觉纤维的兴奋性亦有较强的抑制作用,有一定镇痛作用。透明质酸具有良好的生物相容性,能在体内完全代谢,且毒副作用小,因此具有较高的安全性。但不足之处是,注入的透明质酸在关节内存留的时间短暂,因此须隔周重复多次注射,通常每周 1 次,给予 3~5 周。另外,透明质酸在关节内的存留时间与其分子量有关。分子量越大其黏弹性越强,在关节内的存留时间也越长。在应用透明质酸治疗骨性关节炎时还应注意它的禁忌证,包括关节或皮肤的感染、皮肤病及对该制剂过敏者。对透明质酸的疗效也有一些争议,也有报道显示,其疗效很有限但明显增加不良反应发生率。

有些学者发现,向关节腔注射一些特殊物质,对于骨性关节炎也有治疗作用,目前较为常见的是关节注射臭氧和富血小板血浆。对其疗效有一定的争议,尚未广泛应用。

臭氧是一种由三个氧原子组成的强氧化剂。其氧化作用仅次于氟。常温下半衰期约 20 min,易分解和溶于水。①臭氧通过强氧化作用使炎性介质(如 iNOS 及 MMP-1 等)灭活,从而减轻膝关节滑膜及周围软组织炎症反应,扩张血管,改善血液循环,促进炎症吸收;同时还能减少对 II 型胶原的破坏,延缓关节软骨退变,改善关节内环境,促进关节功能提高。②臭氧可通过抑制神经末梢释放 P 物质,并刺激抑制性中间神经元释放脑啡肽等物质达到镇痛效果。有学者指出，利用臭氧治疗关节无菌性炎症，不仅能迅速止痛，而且在减少组织充血、促进水肿消散、降低局部温度和增加关节运动方面效果显著。

富血小板血浆(platelet-rich plasma，PRP)是通过密度梯度离心法，从自体的血液分离出来的血小板浓缩物，含有大量的生长因子，如血小板源性生长因子(PDGF)，转化生长因子(TGF-β)，胰岛素样生长因子(IGF)、血管内皮生长因子(VEGF)、表皮生长因子(EGF)、纤维源性生长因子(FGFS)等。TGF-β 能刺激间质细胞增殖，控制内皮细胞和成纤维细胞的有丝分裂，促进细胞外基质合成，刺激内皮细胞趋化和血管生成，抑制巨噬细胞和淋巴细胞增殖，抑制卫星细胞增殖、分化。IGF 能促进间质细胞的有丝分裂，促进胶原蛋白合成，刺激成纤维细胞趋化和有丝分裂，刺激成纤维细胞的增殖和融合，抑制肌细胞凋亡。VEGF 能刺激内皮细胞有丝分裂和迁移，增加血管通透性，促进肌细胞增殖，抑制肌细胞凋亡。EGF 能刺激内皮细胞趋化和血管生成，刺激细胞外基质代谢，刺激成纤维细胞迁移和增殖，抑制卫星细胞凋亡。FGFS 能刺激成纤维细胞增殖，促进卫星细胞增殖，抑制卫星细胞分化，刺激间质细胞有丝分裂。这些生长因子共同作用可以加速基质干细胞的分化，促进骨细胞和成纤维细胞的增殖，加快纤维蛋白与细胞外基质的合成。这些生长因子能有效地修复结缔组织，增加 II 型胶原的合成，减少关节软骨的退化，刺激损伤的关节软骨修复。由于 PRP 可以促进骨和软组织的修复，且来源于自体，制作简单，对机体损伤小，无免疫排斥。激活后的富血小板血浆能够释放多种细胞增殖、生长以及迁移等所需的生长因子，其对成骨、软骨、血管都是有着重要的生物效应潜能。目前国内外具有较多关于富血小板血浆治疗骨性关节炎疗效的报道表明 PRP 可以促进软骨细胞的增殖和软骨基质的合成，刺激软骨形成，能有效修复结缔组织，增加 II 型胶原合成，减少关节软骨退化，关节腔注射 PRP 还可能有利于增加关节内 HA 浓度，平衡炎症周围血管化的状态。国外有学者报道，富血小板血浆治疗轻中度膝关节骨性关节炎优于透明质酸钠以及臭氧，而且单独应用 PRP 能够提供至少 12 个月无痛效果。也有学者报道，注射后 2 个月时膝关节功能有显著的改善，但是随访的 2~6 个月里会出现明显的下降，且在年龄组分析中，总体最坏的结果是 80 岁及以上组。他们认为，使用同源富血小板血浆治疗膝关节骨性关节炎能够提供卓越的安全性，但仅表现出短期的临床效果，且随着患者年龄的增加会减少富血小板血浆的治疗效果。PRP来源于自体血浆，安全简便，目前报道均未发现明显的不良反应。学者研究发现，在早期膝关节骨性关节炎患者中3次注射PRP组效果优于单次注射组，但是晚期骨性关节炎患者中，则与单次注射无明显区别。总的来说，PRP应用在骨性关节炎上短期效果以及安全性是基本明确的，远期效果还须进一步探究。另外，PRP的注射方式、间隔以及用量可能是导致近、远期疗效不一的原因。

Q8 手术能治骨性关节炎吗？

以退行性变为主的老年性原发性骨性关节炎，总的来说病情发展慢、轻，甚至可保持相当一段静止期，因此尽可能采用非手术治疗。如患者有较严重的持续性疼痛及关节活动障碍显著，影响工作及生活时，则应考虑手术治疗。在保守治疗疗效不良时，可以进行手术治疗。手术治疗有多种方法，主要包括关节镜手术、截骨术、关节置换术。

1.关节镜手术

关节镜手术可进行剥脱软骨面的修整、钻孔，炎性增生之滑膜组织的刨削，退变、破裂之半月板的修切，以及骨赘的研磨，游离体取出，粘连带松解等操作，通过清除引起症状的病损组织，促进关节软骨的修复以及同时处理并发症、改善关节内环境而达到治疗的目的。膝关节骨性关节炎中如果关节内游离体造成关节交锁的疼痛，应考虑游离体摘除术。早期骨关节炎患者可行关节镜手术，明确损伤部位及程度并进行治疗。关节镜治疗时，利用大剂量冲洗液冲洗关节腔，达到消炎、缓解症状的目的。大量的关节冲洗液可清除积存于关节内的颗粒，又改善了关节软骨的营养，从而减轻、延缓了退行性变的过程，使症状得以暂时缓解。关节镜手术可处理关节内的细微损伤，如软骨、半月板、滑膜的撕裂、磨损等，还可去除炎症变性或增生的组织。病变轻者，镜下可用刨刀切削增生及退变部位，切除炎性滑膜，或修理退变、撕裂的关节软骨和半月板。对已裸露骨质的部分可在镜下钻孔，让其形成纤维软骨。若有游离体存在，则在镜下取出。K-L 分级为Ⅰ、Ⅱ、Ⅲ级且 Lyshdm 评分大于 75 分者，关节镜效果较好;K-L 分级为 Ⅲ 级且 Lyshdm 评分小于 60 分者,关节镜治疗效果不满意,可考虑行全膝人工关节置换。关节镜手术作为早中期膝关节骨性关节炎的治疗方法也存在着自身的不足与缺陷:①关节镜清理术也存在手术创伤,术后患者因手术创伤在一定时期内出现关节疼痛和肿胀等症状,对患者关节功能的早期康复有一定的影响和阻碍;②关节镜清理术虽然在一定程度上清除了关节内的致病因素,能够改善关节内的理化环境,但是并没有从根本上解决关节内骨与关节软骨以及细胞外基质正常耦联失衡的病理机制。国内外对骨性关节炎手术近远期疗效观点有较大的差异性。可能与手术不能改变病程及其性质,而关节镜下灌洗仅可短期减轻疼痛等症状有关。关节镜手术的疗效取决于患者的年龄、病变程度、运动量和随诊时间。目前多数学者认为,对于老年患者关节镜冲洗清创以及半月板修整手术仅用于存在机械性症状,比如关节不稳、交锁等情况才推荐进行,单纯为缓解疼痛其疗效并不优于保守治疗。

2.软骨修复手术

骨性关节炎的一个解决方法是使软骨或骨再

生,这与一些两栖类动物能够再生新的肢体或再生新的关节面相似。当软骨损伤较为局限时,可以采用局部钻孔的方法刺激软骨再生。这种方法通常结合关节清理术Ⅰ期使用在关节镜下操作进行。除此之外,还可以采用可以取自体/异体的骨软骨柱植入到软骨损伤的部位,修复软骨破坏。还有一种方法是采用组织工程支架,即将自体或异体组织细胞经体外培养扩增生长因子、细胞因子和其他一些生物活性因子,然后接种到一种生物相容性良好、具有生物可降解性及一定三维空间结构的生物材料支架上,形成细胞生物材料复合物,然后再移植形成新的软骨或骨。目前用于构建人工软骨组织的细胞主要为自体或异体关节软骨细胞以及骨髓干细胞。后两种方法都主要是适于较年轻的、软骨损伤较为局限的患者,对于老年特发性骨性关节炎一般不推荐使用。

3.截骨术

(1)胫骨高位截骨术

早期膝关节骨关节炎的表现为膝关节内侧股胫间隙变狭窄,下肢负重力线向内移,因此导致膝内侧间室局部应力升高,造成疼痛的症状。自

Jackson 1958 年首次应用胫骨高位截骨术（high tibial osteotomy，HTO）治疗膝骨性关节炎以来，胫骨高位截骨术一直被认为是治疗膝关节单间室骨关节炎非常有价值的手术方法。胫骨高位截骨术通过改变下肢异常力线，纠正膝内侧胫股关节的过度负荷，使内侧关节软骨修复重生，同时截骨使骨内压下降，改善血液循环，从而达到消除或减轻膝关节疼痛、延缓膝关节退行性变的进展、恢复关节活动的目的。

一般认为，胫骨高位截骨术治疗膝内翻型骨性关节炎应具备以下适应证：年龄不应超过 55 周岁，有相对较高的运动要求。年龄偏大的患者由于其对于运动的能力以及范围要求较低，一般考虑行全膝关节置换手术。体重过重会大大增加膝关节软骨的磨损，从而很快加重骨性关节炎病理的发展，难以达到理想的治疗效果，而 BMI≤24，手术疗效较好。膝关节骨性关节炎造成早期病变的膝内翻畸形及病变局限在内侧间室，且内翻角度小于 20°；负重位 X 线片显示膝关节内侧间隙狭窄≤3 mm，且膝关节外侧间隙及解剖结构基本正常。

（2）不均匀沉降理论和腓骨近端段切术

膝关节骨性关节炎多数伴有不同程度的膝内

翻,X线片可见关节周围骨质增生、关节间隙变窄。

河北省医科大学第三医院张英泽教授认为,外侧腓骨支撑导致疏松退变的胫骨平台内外侧不均匀沉降是继发膝关节力线内移、膝内翻畸形的决定性因素,提出了不均匀沉降理论。认为,由于胫骨平台周围无坚强软组织包绕,内侧无骨性阻挡,且外侧有腓骨支撑,负重点向内侧偏移,因此内外侧平台发生不均匀沉降。特别是在站立及行走时,膝关节因负重向内侧严重滑移,使内侧负荷加重,形成恶性循环,进一步加重了内侧平台的沉降。不均匀沉降理论认为,腓骨支撑是形成膝内翻和内侧间隙变窄的决定性因素,并加剧了膝关节退变。根据不均匀沉降理论,采用单纯腓骨近端段切术治疗膝关节内翻性骨性关节炎。认为,腓骨近端截骨减弱了对胫骨外侧平台的支撑,在一定程度上恢复了下肢负重力线,使膝关节载荷外移,减轻膝关节内侧关节面的生物应力,防止胫骨平台继续发生不均匀沉降,缓解了膝关节外侧软组织张力,减轻了膝关节疼痛。目前对不均匀沉降理论尚存较大的争议,此类手术尚未广泛开展。

4.关节置换术

关节置换术适用于关节内有严重退行性变,疼痛症状和关节功能障碍明显的高龄患者。目前,髋、膝关节置换术用于治疗晚期骨性关节炎均取得了非常好的疗效,可以明显地缓解疼痛和改善肢体功能,使得病变关节在手术后达到接近正常关节的水平,是重度骨性关节炎最为可靠的治疗方案。随着经济水平的改善,医疗水平的提高,我国近年来关节置换的手术量持续保持快速增长的态势,且围术期并发症较低,安全性很高,手术痛苦程度较低,大量的患者受益于医疗水平的提高而明显地提高了生活质量。

（1）全髋关节置换术

重度骨性关节炎患者大多数以老年人为主,病情严重时会影响到患者的正常生活。全髋关节置换术是治疗重度骨性关节炎的一种常用手段,1962年,英国 John Chamley 开创了现代人工髋关节置换技术,应用聚甲基丙烯酸甲酯（PMMA）骨水泥固定超高分子量聚乙烯臼杯, 随着医学水平飞速进步,先后出现了骨水泥型和非骨水泥型全髋关节置换手术。近年来,非骨水泥型全髋关节置换术更为常用。目前常用的假体材料有多聚乙烯、钴铬钼合金、钛合金及陶瓷等,较为流行。

（2）全膝关节置换术

现代膝关节形成前期主要是 20 世纪 50 年代末到 70 年代中期。这个时期为现代全膝关节置换假体的设计和技术开发提供了理论和实践依据。1958 年 McKeever 研制出了胫骨半关节置换假体,金属托假体安放至胫骨平台与股骨髁形成摩擦关节,虽然此假体由于股骨髁磨损疼痛失败,但其胫骨假体下方的龙骨结构对后期关节的设计起到了启发作用。进入 70 年代,多种类型的膝关节假体被设计出来,包括单髁、双侧单髁以及包括髌骨置换的三间室置换假体。1972 年,居住在纽约的英国人 John Insall 发明了新型的人工膝关节置换元件并提出了全髁置换的概念,标志着现代人工膝关节置换术的开始。70 年代末至 80 年代初,人们已逐渐认识到了假体的固定和聚乙烯的磨损是假体远期失败的主要原因, 因此增加假体之间的接触面积,降低假体之间的应力,降低聚乙烯的磨损,降低假体的松动率成为研究的主要方向。目前人工膝关节的发展方向主要在于设计一套人工膝关节系统以使患者达到最大的运动范围,并且与正常的膝关节无差异。膝关节置换要考虑的问题为交叉韧带的保留、固定方式、髌骨置换与否、材料的选择以及翻修手术时采用的特殊假体等。在交叉韧带的保留与否的问题上，目前仍在争论。在固定方式上，目前以骨水泥固定为主，而非骨水泥式的元件主要是在其表面制作特殊结构(如多孔性披覆)以利于骨长入达到生物固定的需求，但非骨水泥的关节技术要求苛刻，截骨要求精确，假体要求准确安放，在有内外翻畸形的病例中，很难做到固定牢靠。人工假体的最初材料大多为普通的金属，现在通用为钴合金和钛合金，在临床应用中没有明显的差异。高分子聚乙烯垫的几何形状经多年的研究和应用，已基本成型，目前增加了有轻微活动的结构，类似于人工半月板，这类假体更符合人的生理结构，有着广泛的应用前景。

（3）膝关节单髁置换术

与全膝关节置换几乎同时起步的单髁(单间室)关节置换术(unicompartmental knee arthroplasty, UKA)是膝关节置换手术的特殊形式。由于受到假体设计、手术指征以及操作技术等多方面限制，早期临床随访结果并不满意，因此一直未被骨科医生所接受。90年代后期，由于微创手术的普遍推广，UKA也越来越受到重视。对手术指征的进一步认

识以及假体设计上的不断改进,一些坚持进行单髁
置换的医生开始陆续报道了令人鼓舞的中长期随
访结果,从而为单髁置换的发展提供了可靠的临床
依据。目前应用广泛的膝关节单髁假体有两种:一
种是解剖形固定衬垫假体。早期固定衬垫单髁假体
设计是以 Marmor 假体为代表(Smith & Nephew
公司)于 20 世纪 70 年代应用于临床。现代单髁膝
关节固定衬垫假体的胫骨侧仍然保留全聚乙烯和
聚乙烯 – 金属基板两种设计。另一种设计是活动衬
垫假体,牛津单髁膝系统是这一设计的经典。股骨
假体表面是一个球形面,胫骨假体表面是光滑平
面,聚乙烯衬垫的胫骨面是平面与胫骨假体完全吻
合,股骨面是球形面与股骨假体面完全吻合。以
M/G(Zimmer 公司)假体为代表的固定衬垫单髁假
体和以牛津单髁膝(Oxford partial knee,Biomet
公司)为代表的活动衬垫单髁假体历经多年发展和
完善,长期随访均取得了满意的临床结果。单髁置
换保留了膝关节更多的正常结构,而且在长期使用
失败以后还可以转换为初次全膝关节置换假体行
全膝置换,且具有与初次全膝置换术后类似的临床
效果。UKA 的优势还包括:保留了膝关节正常运动
功能,术中并发症发生率低,失血量少以及术后关

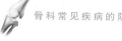
节功能恢复快。随着手术器械的改进和手术技术的成熟,UKA 的远期效果越来越好。

5.关节融合术

将病变关节融合固定于功能位, 获得稳定、无疼痛、能负重的关节。因术后关节不能活动而丧失了关节功能,近年来此种手术已很少应用,仅适用于不能或不宜进行关节置换手术的重度骨性关节炎患者。

Q9 骨性关节炎的理疗哪些有效?

对于骨性关节炎有效的物理治疗主要包括运动疗法、电疗法、光疗法及其他疗法。近年来国内外相关研究发现,物理治疗通过影响凋亡相关途径及相关基因表达, 调节骨性关节炎软骨细胞凋亡率,从而延缓骨性关节炎关节软骨退变,保护关节软骨。动物实验已经证明,超短波、微波、低能量激光、低强度脉冲超声 (low intensity pulsed ultrasoulld, LI-PUS)、脉冲电磁场(Pulsed electromagnetic field, PEMF)及运动疗法对膝关节骨性关节炎关节软骨的保护作用。保护作用主要体现在促进软骨合成代谢、抑制软骨细胞外基质分解代谢及改善软骨下骨结构和功能。

物理治疗的目的是止痛、消肿,减少增生骨质周围软组织的慢性渗出,改善关节功能活动,减轻疼痛,减缓疾病进一步发展。首先依据患者的病情,在急性发作期以镇痛、消肿为主,采用超短波无温量或微温量治疗,可以改善局部血液循环和促进新陈代谢,以降低组织通透性,减轻局部炎症反应。急性期后改用超短波温热量治疗,使局部组织温度升高,血管扩张,血流加快,组织和微血管的通透性升高,改善局部组织微循环和营养代谢,提高组织免疫力,加快炎症吸收,促进组织修复;电脑中频治疗作用在于镇痛、增强肌力,松解粘连和改善局部血液循环,促进关节损伤的修复。膝关节运动疗法目的在于促进血液循环,改善静脉回流及静脉瘀滞,增加关节活动度、肌力和关节稳定性,有利于滑液在软骨面和细胞间质弥散,并可刺激病灶区周围软骨细胞增生,为软骨细胞提供最佳的修复环境,促进软骨再生。运动疗法不仅可以防止肌肉废用性萎缩,改善局部血液循环,减轻关节疼痛,增强肌力,还有助于关节软骨、关节囊组织形态学和韧带抗张强度的恢复,同时运动疗法还能促进运动条件反射的恢复,使肌肉收缩力逐步增强,关节稳定。对物理治疗的有效性还存在争议,有效性研究显示脉冲电磁场和超声疗法效果相对较好。系统评价结果强烈支持运动疗法,标准化运动训练方案是未来的研究重点。

肌内效贴贴扎技术治疗骨性关节炎。肌内效贴贴扎技术于 1970 年代起源于日本,是由 Dr. Kenzokase 首创的一种软组织贴扎技术,将肌内效贴布贴于身体皮肤表面,以达到保护和加强肌肉骨骼系统、稳定关节、促进肢体运动功能恢复,同时不妨碍身体正常活动。余波等研究发现,肌内效贴可作为骨性关节炎患者的有效治疗手段之一,与其他治疗手段配伍可在短期内增加临床疗效,从而缓解疼痛、肿胀等症状,进一步改善骨性关节炎患者的肌肉、关节功能,提高正常生活活动能力。

Q10 我国传统中医能治疗骨性关节炎吗？

骨性关节炎属于中医学的骨痹、腰腿痛等范畴。骨性关节炎最早见于《内经》。《内经》指出："痹，闭也……风寒湿三气杂至，合而为痹也。"表现为疼痛、行动受限等症状。骨性关节炎多由于机体衰老、肝肾不足，筋骨失荣，腠理不密，卫外不固，骨髓不充，以致风寒湿邪乘虚而袭，使经络阻滞，血脉不通闭阻关节，而导致关节活动疼痛、关节僵硬、屈伸不利而发为本病。中医药治疗骨性关节炎的方法繁多，大致可归纳为中医内治、中医外治两大类。

1.中医内治

目前在治疗本病时多以滋补肝肾、益气养血为大法，强调本病以本虚为主，再根据邪气的盛衰，佐以祛风除湿、活血通络，标本兼治。OA 的中医诊断分型依据采用国家中医药管理局制订的《中药新药临床研究指导原则》中的中医辨证分型有 3 型：1型为肝肾不足，筋脉瘀滞型，关节疼痛，活动不利，动作牵强，舌质红，苔薄或薄白，脉细弦或弱；2 型为脾肾两虚,湿注骨节型,肿胀积液,活动受限,舌偏红,或舌胖质淡,苔薄或薄腻,脉滑或弦;3型为肝肾亏虚,痰瘀交阻型,骨节肥厚,痿弱无力,活动受限,舌质淡或偏红,或舌胖质淡,苔薄或薄腻,脉滑或弦细。

2.中医外治

(1)中药外治

中药外用治疗OA,从总体上来看也是遵循中医辨证论治的原则,与内治法在病因、病机、辨证用药上相同,只是给药方法和吸收途径不同。中药外治包括中药熏蒸、熏洗、中药敷贴、中药离子导入等。作用原理是借助中药药力和热力共同作用于病患部位,以改善局部营养、扩张血管、促进新陈代谢,达到解痉止痛、消除水肿、恢复关节功能的作用。

(2)针灸

国内关于针灸治疗骨性关节炎的临床报道及实验研究均较多,且疗效也被临床实践所证实。目前普遍认同的针灸治疗骨性关节炎的机制主要有以下几个方面:①与针刺的镇痛作用有关;②针灸能改善神经根周围的微循环,消除炎性介质,抑制伤害性信息的传导,缓解肌肉痉挛;③通过促进外周炎性组织阿片肽的释放而发挥免疫调控作用。针灸有多种治疗方法及手段,既有传统的针刺、温灸、刺络放血、刺络拔罐等方法,又有结合现代医学成果发展起来的穴位注射、电针、水针及针刀疗法。

（2）手法按摩

手法按摩历史悠久,有研究证明手法能减轻骨内高压,降低异常的血液黏度,改善骨内微循环,促进局部炎性物质的吸收,从而减轻疼痛。

Q11 骨性关节炎患者常见小问题解答

（1）患者问:我没受伤,以前腿也不疼,为什么现在就总疼呢?

医生答:最可能的原因就是骨性关节炎,主要是慢性劳损造成,几乎所有人都避免不了。

（2）患者问:老了就一定会得骨性关节炎吗?骨性关节炎是个什么病? 是滑膜炎吗?

医生答:年龄是骨性关节炎最主要的危险因素,几乎每个老人都有不同程度的骨性关节炎,但也不是说只要老了就一定患病。骨性关节炎是一种关节的常见疾病,主要表现为软骨损伤和骨赘,也就是骨刺。滑膜炎是民间常说的关节疾病,实际上单纯的滑膜炎很少见,多数本质上就是骨性关节炎。

（3）患者问:骨刺出来就一定会疼吗?多走走把骨刺磨没了就不疼了吗?

医生答:骨刺是骨性关节炎的一种表现,出现了骨刺就提示很可能已经患有骨性关节炎,但疼痛与骨刺并不是完全相关。多活动并不能使骨刺消失,也就是说骨刺是磨不没的,不过骨性关节炎急性期过去以后即便还有骨刺也就没那么疼了。这给一些人感觉是过一段时间不疼了好像是骨刺磨没了,实际上如果拍片子的话,骨刺只会越来越大,不太可能消失。

（4）患者问:那么得了这种病就没治了吗?

医生答:不是的。骨性关节炎有很多的治疗方法,从自我管理、药物治疗、物理治疗乃至手术治疗,适用于不同的病程。而且有些药物（比如硫酸氨基葡萄糖）是可以缓解病程发展的。

（5）患者问：我觉得吃止疼药没有意义，只是顶药，不吃了就还疼。

医生答：目前使用的止痛药物可以明显地改善症状，而骨性关节炎在药物辅助下度过急性期后很可能停药也不疼了，并不是没有意义的。

（6）患者问：听说往关节里打玻璃酸钠可以治这种病，打一个疗程管一年。是真的吗？

医生答：关节腔注射玻璃酸钠的效果并不一致，目前对其疗效尚有争论，所以我们不推荐其作为首选，还是应该按照医生的建议，从自我管理开始，进行循序渐进的治疗。很多患者注射玻璃酸钠后确实可以缓解疼痛，但维持多长时间也不固定，并没有固定的期限。

（7）患者问：听说还有一种打一针好几千元的，用自己的血制成针剂，可以治好这个病吗？

医生答：您说的可能是富血小板血浆。很多临床研究证实，具有一定的治疗作用，但并不一定可以治愈。事实上骨性关节炎很难治愈，即便缓解也多数会再发作。

(8)患者问:那么一旦比较厉害了,骨缝没有了,就只能换关节了吗?

医生答:"骨缝没有了"的意思是关节间隙严重变窄。在这种情况下,如果想要达到比较好的关节功能,通常需要手术治疗,手术方法包括截骨和关节置换。关节置换并不是唯一选择,至于哪种方法最合适还需要结合临床症状和影像学表现来决定。

(9)患者问:关节置换是大手术吗?是把膝盖整个都换成铁的吗?会生锈吗?

医生答:关节置换对于晚期骨性关节炎是最有效的治疗方式,国内外已经开展了几十年,非常成熟,不算是大手术,是一种常规手术,术后马上就可以站立行走。并不是整个关节切掉,而是像换轮胎一样,只把损坏的关节表面换掉。人工关节通常是合金的,不是铁的,不会生锈。

(10)患者问:换上人工关节还能走路吗?

医生答:关节置换的目的就是改善关节功能和缓解疼痛,只要不出现意外情况,都可以正常行走而且没有明显疼痛。

（11）患者问：人造关节能用几年？用坏了怎么办？

医生答：目前大医院使用的人工关节多数为欧美发达国家设计生产的，通常使用寿命在20年左右，当然不同患者的使用寿命是不同的。通常用不下去了是因为关节松动了，或者垫片磨损严重，多数需要再次手术更换损坏的部件。并不是人工关节用坏了就没办法了。

（12）患者问：人工的东西放在身体里会有反应吗？

医生答：目前使用的制造人工关节的材料都是生物相容性非常强的，不会对人体产生明显的影响。

（13）患者问：做完置换手术还能坐飞机吗？能做磁共振检查吗？

医生答：人工关节材料不会影响通过安检，也不怕高空，对日常生活没有影响。也不影响磁共振检查。

（14）患者问：既然关节一般都越用越坏，那么做微创的手术修复还有意义吗？

医生答：目前对于微创手术治疗骨性关节炎确实还有争议，不过对于早期局限性软骨损伤，修复效果还是很好的。另外，有游离体以及半月板撕裂的情况会造成交锁，对这类患者，微创关节镜手术的疗效也是非常肯定的。

（15）患者问：做关节置换手术需要住院吗？医保报销吗？

医生答：关节置换虽然不是很大的手术，但是由于手术对无菌要求非常高，还是需要住院，在高级的层流手术间进行手术，术后需要至少观察一两天再出院。整体的住院时间并不长。骨性关节炎是常见病，所以相关的药物和手术治疗多数都是医保报销的，人工关节置换也在医保报销范围之内。

（16）患者问：我两条腿都疼，两条腿都必须置换吗？

医生答：采用何种治疗手段需要根据临床症状和影像学情况来决定，是否需要置换还需要看个人对于生活质量的需求以及保守治疗的效果。并不是说一条腿需要置换手术，另一条腿就一定需要。

(17)患者问:我两条腿都没骨缝了,两条腿一次都做了能少受罪吗?

医生答:对于身体条件好,没有严重内科疾病的患者,是允许两条腿同次手术的。但是我们并不建议两条腿一起做,分期手术恢复更快,而且恢复期疼痛少,并发症概率更低。目前的基础医疗保险也只负担一侧的关节费用报销。

(18)患者问:为什么我的膝盖坏了,整条腿都觉得疼呢? 换完膝盖以后这条腿还会疼吗?

医生答:重度的骨性关节炎会影响步态,进而造成腰椎退变并出现坐骨神经损伤,表现为整条腿都可能疼痛。置换手术之后步态改善,神经痛症状通常也会缓解。